Comment vivre mieux maintenant ?

À Toi de Faire le Bon Choix

Victor Soleil 

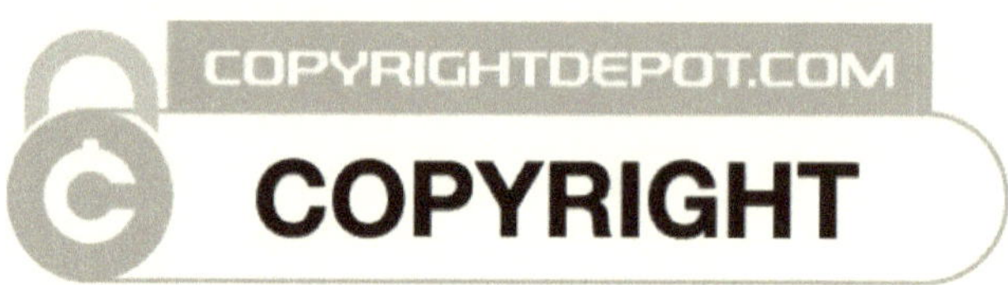

Pourquoi ce livre ?

Imagine que tu tiens dans ta main un paquet de cigarettes de 30 unités. Il coûte 17,25 €, bientôt 18 euros, un prix que tu connais bien. Chaque fois que tu l'achètes, tu fais un choix.

Aujourd'hui, je veux te proposer **une alternative,** un autre choix qui pourrait transformer ta vie de manière radicale.

Pour le même prix, tu peux acheter ce livre intitulé "Comment Vivre Mieux Maintenant". **Ce n'est pas juste un livre, c'est une décision, c'est un choix de vie, c'est une action positive, bienveillante que tu fais à toi-même.**

C'est une clé pour ouvrir la porte d'une vie plus saine et plus épanouissante. La clé de ta prison mentale, de ton accoutumance, de ton addiction, de ce cycle dangereux...

À travers ses pages, tu découvriras des outils, des conseils et des encouragements pour te libérer des chaînes de la dépendance et embrasser un avenir plus radieux.

Faire le Bon Choix :

1. Choisir la Vie :

   - Le paquet de cigarettes que tu tiens est un symbole de destruction lente. Chaque bouffée est un pas de plus vers une mort prématurée, une vie écourtée. En choisissant ce livre, tu fais le choix de la vie, de la santé et du bien-être. Tu choisis de te donner la chance de vivre pleinement, sans les entraves de la nicotine.

2. Investir en Toi-Même :

   - Les 18 € que tu dépenses pour un paquet de clopes pourraient être un investissement en toi-même. En achetant ce livre, tu investis dans ta santé mentale, émotionnelle et physique. Tu investis dans une vie plus longue, plus heureuse et plus épanouie.

3. Embrasser le Changement :

   - Le changement peut faire peur, mais il est aussi porteur de promesses et de nouvelles opportunités. Ce livre te guidera sur le chemin du changement. Il t'aidera à comprendre que chaque petit pas vers une vie meilleure est un triomphe en soi.

   Il t'enseignera comment adopter des habitudes saines, gérer le stress, et trouver des moyens de te sentir bien sans avoir recours à des substances nocives.

4. Créer de Nouveaux Horizons :

   - En choisissant de lire "Comment Vivre Mieux Maintenant", tu ouvres la porte à de nouveaux horizons. Tu découvriras comment chaque jour peut être une nouvelle opportunité de grandir, d'apprendre et de t'améliorer.
Tu apprendras à apprécier les petites joies de la vie, à cultiver des relations saines et à trouver du bonheur dans les choses simples.

Mourir à Petit Feu ou Vivre Pleinement ?

Le choix est entre tes mains : continue à te consumer lentement ou embrasse une vie pleine de vitalité et de santé. En optant pour ce livre, tu fais le premier pas vers une transformation positive. Tu choisis de vivre, de respirer, de sourire et de t'épanouir.

Alors, quel sera ton choix aujourd'hui ?

**Mourir à petit feu ou
vivre pleinement en bonne santé ?**

La réponse est en toi, et ce petit livre pourrait bien être le
début d'une nouvelle aventure, celle de la meilleure version
de toi-même.

Tout est entre tes mains

À toi de jouer.

Message important

Avant de commencer

Sur l'importance de consulter son médecin traitant et d'être suivi par des professionnels pour arrêter de fumer :

Lorsque l'on décide de prendre la courageuse décision d'arrêter de fumer, il est essentiel de se rappeler que **chaque voyage vers une vie sans tabac est unique et nécessite un accompagnement personnalisé.**

Consulter son médecin traitant avant d'entreprendre toute démarche est une étape cruciale pour assurer une transition en douceur et efficace.

Votre médecin traitant joue un rôle central dans ce processus.

Avec une compréhension approfondie de votre état de santé global, il est en mesure de vous proposer des conseils avisés et adaptés à votre situation spécifique.

Il peut évaluer les impacts physiques du tabagisme sur votre corps, identifier d'éventuelles contre-indications et vous orienter vers les meilleures stratégies de sevrage, qu'il s'agisse de substituts nicotiniques, de médicaments ou de thérapies comportementales.

Au-delà de l'aspect physique, arrêter de fumer est un défi qui touche aussi le mental et l'émotionnel. **C'est pourquoi il est essentiel de se faire accompagner par des professionnels spécialisés.**

Un psychologue peut vous aider à comprendre les déclencheurs émotionnels de votre dépendance et à développer des stratégies pour les gérer.

En travaillant sur les aspects psychologiques de votre addiction, vous pouvez renforcer votre détermination et surmonter les obstacles mentaux.

Le soutien spirituel et mental est également précieux dans ce parcours. **Un professeur de méditation** (moi) ou un sophrologue peut vous guider vers **des pratiques de relaxation et de pleine conscience, permettant de réduire le stress et l'anxiété** souvent associés au sevrage.

Ces techniques enrichissent votre arsenal d'outils pour affronter les moments de tension sans recourir à la cigarette.

En intégrant ces différentes dimensions — physique, mentale et spirituelle — vous mettez toutes les chances de votre côté pour réussir votre démarche d'arrêt du tabac.

Chaque professionnel apporte une expertise spécifique qui, combinée, crée un réseau de soutien puissant et holistique.

En conclusion, consulter votre médecin traitant est la première étape indispensable pour arrêter de fumer en toute sécurité et efficacité. En étant suivi par une équipe de professionnels, vous bénéficiez d'un accompagnement complet et personnalisé, qui respecte et soutient chaque aspect de votre être. C'est cette approche globale qui vous guidera vers une vie plus saine et épanouissante, libérée du tabac.

Chapitre 2 : Le Pouvoir de la Pensée Positive

- Importance de l'attitude mentale.

- Techniques pour cultiver une pensée positive et résiliente.

Chapitre 3 : La Santé Physique et l'Énergie

- Importance de la nutrition équilibrée et de l'exercice régulier.

- Conseils pratiques pour intégrer une routine saine dans la vie quotidienne.

Chapitre 4 : La Gestion du Temps et des Priorités

- Stratégies pour mieux gérer son temps.

- L'art de dire non et de se concentrer sur l'essentiel.

Chapitre 5 : Les Relations et la Communauté

- Comment construire des relations positives et significatives.

- L'importance de la communauté et du soutien social.

Chapitre 6 : Trouver un Sens et une Passion

- L'importance d'avoir un but et de poursuivre ses passions.

- Exercices pour découvrir ses passions et donner un sens à sa vie.

Chapitre 7 : La Pratique de la Pleine Conscience et de la Méditation

- Introduction à la pleine conscience et à la méditation.

- Techniques pour intégrer la pleine conscience dans la vie quotidienne.

Chapitre 8 : La Gratitude et l'Abondance

- Le pouvoir de la gratitude dans la transformation de la vie.

- Pratiques pour cultiver un état d'esprit d'abondance.

9. Conclusion

- Synthèse des points clés abordés dans le livre.

- Encouragements pour commencer à appliquer ces
principes dès maintenant.

Quels sont les bienfaits de la gratitude sur la santé
mentale et les relations ?

10. Comment adopter des habitudes saines,
gérer le stress, et trouver des moyens de te sentir bien
sans avoir recours à des substances nocives.

Comment la respiration abdominale peut-elle aider à
réduire le stress?

Bonus : hypnose
Super bonus : surprise ...

Introduction

La Quête du Bien-Être dans le Monde Moderne

Dans notre société contemporaine, nous sommes constamment bombardés d'informations, de responsabilités et de stress. La modernité, avec tous ses avantages technologiques et ses avancées, a apporté son lot de défis uniques. Nous vivons à une époque où tout semble aller plus vite, où les attentes sont élevées et où l'on se sent souvent submergé par les exigences de la vie quotidienne.

Les réseaux sociaux, bien qu'ils nous connectent, peuvent également nous faire ressentir une pression constante pour réussir et paraître parfaits. Nos emplois, nos relations et même notre temps libre peuvent devenir des sources de stress si nous ne prenons pas le temps de nous recentrer et de trouver ce qui est vraiment important pour nous.

Pourquoi ce Livre est Nécessaire ?

Ce livre est conçu comme une boussole pour naviguer dans les turbulences de la vie moderne. C' est une invitation à prendre du recul, à réévaluer nos priorités et à découvrir des moyens pratiques et accessibles pour améliorer notre qualité de vie.

Il est nécessaire de rappeler que le bien-être n'est pas un luxe, mais une nécessité fondamentale. **Nous avons tous le droit de vivre une vie épanouie, équilibrée et pleine de sens.** Cependant, dans le tumulte de notre quotidien, il est facile d'oublier de prendre soin de soi, de se perdre dans les obligations et de négliger notre propre bonheur.

Ce livre se veut un guide pratique, basé sur des principes simples et des techniques accessibles, pour aider chacun à trouver son chemin vers une vie meilleure. En explorant des aspects tels que la santé physique, la gestion du stress, les relations interpersonnelles et la quête de sens, nous découvrirons ensemble comment vivre mieux, ici et maintenant.

Ensemble, nous allons explorer des stratégies concrètes pour transformer notre quotidien, cultiver un état d'esprit positif et bâtir une vie qui nous ressemble. **Car vivre mieux, c'est avant tout faire des choix conscients et alignés avec nos valeurs profondes.** C'est apprendre à savourer chaque instant, à trouver de la joie dans les petites choses et à construire un avenir qui nous inspire.

Bienvenue dans ce voyage vers un bien-être authentique et durable.

Chapitre 1 : Comprendre le Bonheur et le Bien-être

Définir ce que signifie "vivre mieux"

"Vivre mieux" est une expression qui résonne différemment pour chacun de nous, mais elle incarne une aspiration universelle : celle de mener une vie épanouissante et équilibrée. **Vivre mieux, c'est cultiver une existence où l'on se sent en harmonie avec soi-même et avec le monde qui nous entoure.**

Cela implique de trouver un équilibre entre nos responsabilités et nos passions, entre nos besoins physiques et émotionnels, et entre notre vie intérieure et nos relations extérieures.

Vivre mieux, c'est aussi faire des choix conscients qui favorisent notre bien-être à long terme. Cela peut signifier adopter de saines habitudes, apprendre à gérer le stress, développer des relations épanouissantes, et surtout, trouver un sens et un but à notre vie.

En fin de compte, vivre mieux, c'est se sentir vivant, authentique et connecté à ce qui compte vraiment pour nous.

Les Dimensions du Bien-être

Pour comprendre pleinement ce que signifie vivre mieux, il est essentiel d'explorer les différentes dimensions du bien-être. Chacune de ces dimensions contribue à notre état global de bien-être et mérite notre attention et nos soins.

I. Bien-être Physique

Le bien-être physique est la fondation sur laquelle repose notre capacité à vivre pleinement. Il s'agit de prendre soin de notre corps à travers une alimentation équilibrée, une activité physique régulière, un sommeil de qualité et des soins de santé appropriés. Un corps en bonne santé nous permet de mener une vie active et de profiter pleinement de chaque journée.

2. Bien-être Mental

Le bien-être mental implique la clarté d'esprit, la capacité à réfléchir de manière rationnelle et à prendre des décisions éclairées. Il est nourri par des activités intellectuelles stimulantes, la curiosité et l'apprentissage continu. Une bonne santé mentale nous aide à naviguer dans les défis de la vie avec résilience et à maintenir une perspective positive.

3. Bien-être Émotionnel

Le bien-être émotionnel se réfère à notre capacité à comprendre, exprimer et gérer nos émotions de manière saine. C'est la capacité de se sentir en paix avec soi-même et de développer des relations authentiques et significatives avec les autres. La gratitude, la compassion et l'acceptation de soi sont des éléments clés de cette dimension.

4. Bien-être Spirituel

Le bien-être spirituel concerne la recherche de sens et de but dans la vie. Cela peut se manifester par des pratiques spirituelles, religieuses ou simplement par une connexion profonde avec nos valeurs et notre essence intérieure.

Trouver un sens à notre existence nous aide à traverser les hauts et les bas de la vie avec un sentiment de paix et de direction.

En explorant et en intégrant ces dimensions du bien-être dans notre quotidien, nous pouvons commencer à vivre mieux, de manière plus équilibrée et épanouissante.

Ce chapitre vous guidera à travers des réflexions et des pratiques concrètes pour cultiver chacune de ces dimensions et construire une vie qui vous ressemble.

Chapitre 2 : Le Pouvoir de la Pensée Positive

Importance de l'attitude mentale

L'attitude mentale est l'une des forces les plus puissantes qui façonnent notre réalité. Elle influence non seulement notre perception du monde, mais aussi notre capacité à surmonter les défis et à saisir les opportunités.

Une attitude mentale positive nous permet de voir les situations sous un jour constructif, de rester motivé face aux obstacles et de maintenir une perspective optimiste, même dans les moments difficiles.

Lorsque nous adoptons une attitude positive, nous attirons des expériences et des personnes positives dans notre vie.

Nous sommes plus à même de voir les possibilités plutôt que les limitations, ce qui nous permet de prendre des décisions courageuses et d'agir avec confiance.

En revanche, une attitude négative peut nous enfermer dans un cycle de pessimisme et de doute, limitant notre potentiel et notre bonheur.

Techniques pour cultiver une pensée positive et résiliente

Cultiver une pensée positive et résiliente est un processus continu qui demande de l'engagement et de la pratique. Voici quelques techniques éprouvées pour renforcer votre attitude mentale :

I. Pratiquer la Gratitude

La gratitude est un puissant antidote contre la négativité. Prenez l'habitude de noter chaque jour quelque chose pour lequel vous êtes reconnaissant. Cela peut être aussi simple qu'un sourire échangé, un bon repas ou un moment de tranquillité.

En focalisant votre attention sur les aspects positifs de votre vie, vous entraînez votre esprit à voir le bon côté des choses.

2. Affirmations Positives

Les affirmations sont des phrases positives que vous répétez régulièrement pour reprogrammer votre esprit. Par exemple, dites-vous : "**Je suis capable de surmonter les défis**", "**Je mérite le bonheur**" ou "**Chaque jour est une nouvelle opportunité**". Ces affirmations renforcent votre confiance en vous et votre résilience face aux difficultés.

3. Visualisation

La visualisation consiste à imaginer des scénarios positifs et à ressentir les émotions associées comme si elles étaient déjà réelles. Prenez quelques minutes chaque jour pour visualiser vos objectifs et vos rêves, en vous voyant réussir et en ressentant la joie et la satisfaction qui en découlent. Cette pratique renforce votre motivation et votre détermination à atteindre vos buts.

4. Entourer de Positivité

L'influence des personnes qui nous entourent est considérable. Entourez-vous de personnes positives, encourageantes et bienveillantes. Évitez les relations toxiques qui drainent votre énergie et sapent votre moral. De plus, lisez des livres inspirants, écoutez des podcasts motivants et regardez des films qui vous élèvent.

5. Prendre Soin de Soi

Un esprit sain réside dans un corps sain. Prenez soin de votre bien-être physique en adoptant une alimentation équilibrée, en faisant de l'exercice régulièrement et en dormant suffisamment. Le stress et la fatigue peuvent affecter négativement votre mentalité, alors accordez-vous des moments de détente et de loisirs pour recharger vos batteries.

6. Reformuler les Pensées Négatives

Lorsque des pensées négatives surgissent, essayez de les reformuler de manière positive. Par exemple, au lieu de penser "**Je ne peux pas le faire**", dites-vous "**Je vais essayer et je vais apprendre en chemin**". Cette stratégie de reformulation vous aide à changer votre perspective et à adopter une approche plus constructive.

7. Pratiquer la Pleine Conscience

La pleine conscience vous aide à rester ancré dans le moment présent et à observer vos pensées sans jugement.

Par la méditation ou des exercices de respiration, vous pouvez développer une plus grande conscience de vos schémas de pensée et choisir consciemment de nourrir des pensées positives.

En intégrant ces techniques dans votre quotidien, vous pouvez progressivement transformer votre mentalité et développer une pensée positive et résiliente.

Souvenez-vous que le changement ne se fait pas du jour au lendemain, mais avec persévérance et patience, vous découvrirez le pouvoir immense de la pensée positive dans votre vie.

Chapitre 3 : La Santé Physique et l'Énergie

Importance de la nutrition équilibrée
et de l'exercice régulier

La santé physique est un pilier fondamental pour mener une vie épanouie et énergique. Une nutrition équilibrée et une activité physique régulière jouent des rôles cruciaux dans le maintien de notre vitalité, de notre bien-être mental et de notre longévité.

Ils sont les clés pour prévenir de nombreuses maladies chroniques, améliorer notre humeur et renforcer notre système immunitaire.

Nutrition Équilibrée :

Une alimentation équilibrée fournit à notre corps les nutriments essentiels dont il a besoin pour fonctionner de manière optimale.

Cela inclut des macronutriments comme les protéines, les glucides et les lipides, ainsi que des micronutriments tels que les vitamines et les minéraux. Une bonne nutrition aide à maintenir un poids santé, à optimiser les niveaux d'énergie et à améliorer la concentration et la productivité.

Exercice Régulier :

L'exercice physique est tout aussi important. Il aide à renforcer les muscles, à améliorer la santé cardiovasculaire, à augmenter la flexibilité et à maintenir un poids idéal.

L'activité physique stimule également la production d'endorphines, les hormones du bonheur, qui réduisent le stress et l'anxiété, et favorisent un meilleur sommeil.

En intégrant l'exercice dans votre routine quotidienne, vous pouvez améliorer votre qualité de vie de manière significative.

Conseils pratiques pour intégrer une routine saine dans la vie quotidienne

Intégrer une nutrition équilibrée et de l'exercice régulier dans votre vie quotidienne peut sembler intimidant, mais avec quelques stratégies simples, cela peut devenir une seconde nature. Voici quelques conseils pratiques pour vous aider à adopter et maintenir une routine saine :

I. Planification des Repas :

- Préparez vos repas à l'avance : Réservez un jour de la semaine pour planifier et préparer vos repas. Cela vous aide à faire des choix sains et à éviter les tentations de la restauration rapide.

- Équilibrez vos assiettes : Assurez-vous que chaque repas comprend une source de protéines, des glucides complexes, des graisses saines et une portion généreuse de légumes.

- Hydratez-vous : Buvez suffisamment d'eau tout au long de la journée. L'eau est essentielle pour la digestion, l'absorption des nutriments et l'élimination des toxines.

2. Choix Alimentaires Sains :

   - Favorisez les aliments entiers : Privilégiez les fruits, les légumes, les grains entiers, les protéines maigres et les graisses saines. Les aliments transformés sont souvent riches en sucres ajoutés, en sel et en graisses malsaines.

   - Contrôlez les portions : Mangez des portions raisonnables pour éviter de consommer plus de calories que nécessaire.

   - Collations intelligentes : Optez pour des collations saines comme les noix, les fruits, le yaourt nature ou les légumes crus avec du houmous.

3. Incorporer l'Exercice dans la Vie Quotidienne :

- Trouvez une activité que vous aimez : Que ce soit la marche, la course, le cyclisme, la natation, le yoga ou la danse, choisissez une activité qui vous plaît pour que l'exercice ne soit pas une corvée.

- Fixez-vous des objectifs réalistes : Commencez petit et augmentez progressivement l'intensité et la durée de vos séances d'exercice. Par exemple, commencez par 10 à 15 minutes par jour et progressez jusqu'à 30 minutes ou plus.

- Soyez actif au quotidien : Incorporez plus de mouvements dans votre journée, comme prendre les escaliers au lieu de l'ascenseur, faire une promenade pendant votre pause déjeuner ou opter pour le vélo plutôt que la voiture pour les petits trajets.

4. Rester Motivé :

   - Trouvez un partenaire d'exercice : Faire de l'exercice avec un ami peut rendre l'activité plus agréable et vous aider à rester engagé.

   - Variez vos routines : Pour éviter l'ennui, essayez différentes activités physiques. Alternez entre le cardio, la musculation et les étirements.

   - Suivez vos progrès : Tenez un journal de vos activités physiques et de votre alimentation pour suivre vos progrès et rester motivé.

5. Écoutez votre Corps :

    - Accordez-vous du repos : Le repos est crucial pour la récupération musculaire et la prévention des blessures. Ne négligez pas les jours de repos et assurez-vous de dormir suffisamment chaque nuit.

    - Soyez attentif aux signaux de votre corps : Si vous ressentez de la douleur ou de la fatigue excessive, prenez le temps de vous reposer et de vous soigner.

En adoptant ces conseils pratiques, vous pouvez progressivement transformer votre mode de vie pour qu'il soit plus sain et plus énergique.

Souvenez-vous que chaque petit changement compte et que la persévérance est la clé.

L'énergie

Dans notre quête de bien-être et d'harmonie, il est essentiel de comprendre l'importance des énergies qui nous entourent et nous traversent.

Chaque être vivant, chaque objet et chaque espace dégage une énergie unique, influençant notre état physique, mental et émotionnel.

Cultiver et maintenir une énergie positive dans notre environnement peut transformer notre vie de manière profonde et significative.

Notre environnement joue un rôle crucial dans notre expérience quotidienne. Les lieux où nous vivons, travaillons et passons notre temps impactent directement notre humeur, notre stress et notre vitalité.

Un espace encombré ou désordonné peut générer de la confusion et du stress, **tandis qu'un environnement propre, organisé et esthétiquement agréable favorise la clarté mentale et la tranquillité.**

En prenant soin de notre espace, nous créons une base solide pour une énergie positive et nourrissante.

La méditation est l'un des outils les plus puissants pour se connecter à cette énergie positive. En méditant, nous nous permettons de nous éloigner du tumulte quotidien et de nous recentrer sur notre être intérieur.

La pratique régulière de la méditation aide à calmer l'esprit, à réduire le stress et à améliorer la concentration.

Mais au-delà de ces bienfaits immédiats, **la méditation nous ouvre à des niveaux plus profonds de conscience et de connexion énergétique.**

Lorsque nous méditons, nous devenons plus réceptifs aux énergies subtiles qui nous entourent. Nous pouvons apprendre à percevoir les vibrations positives et à les intégrer dans notre vie quotidienne.

Cette connexion à l'énergie positive nous permet de nous sentir plus alignés, plus équilibrés et plus en paix. **Elle nous aide à libérer les énergies négatives et à renforcer notre résilience face aux défis de la vie.**

En cultivant une énergie positive en nous et autour de nous, nous attirons également des expériences et des personnes positives. Notre champ énergétique devient un aimant pour tout ce qui est bénéfique et harmonieux.

Ainsi, en travaillant sur notre environnement et en pratiquant la méditation, nous créons un cercle vertueux où l'énergie positive renforce notre bien-être et notre épanouissement.

En conclusion, l'importance des énergies dans notre vie ne peut être sous-estimée. **Un environnement harmonieux et une pratique régulière de la méditation sont des clés essentielles pour se connecter à l'énergie positive.**

En prenant soin de ces aspects, nous construisons une vie plus remplie de lumière, de paix et de joie. C'est en embrassant pleinement cette dimension énergétique que nous pouvons véritablement prospérer et rayonner.

Chapitre 4 : La Gestion du Temps et des Priorités

Stratégies pour mieux gérer son temps

La gestion du temps est une compétence essentielle pour atteindre ses objectifs et vivre une vie équilibrée et productive.

Une bonne gestion du temps permet non seulement d'accomplir plus de tâches en moins de temps, mais aussi de réduire le stress et d'améliorer la qualité de vie.

stratégies efficaces pour mieux gérer votre temps :

1. Planification et Priorisation :

- Établissez des objectifs clairs : Définissez des objectifs à court, moyen et long terme. Cela vous donnera une direction claire et vous aidera à concentrer vos efforts sur ce qui compte vraiment.

- Créez une liste de tâches quotidienne : Notez les tâches que vous devez accomplir chaque jour. Classez-les par ordre de priorité en utilisant des systèmes comme la matrice d'Eisenhower (urgent/important) pour vous concentrer sur les tâches les plus cruciales.

- Utilisez un agenda ou un planificateur : Planifiez vos journées, semaines et mois à l'avance. Bloquez des plages horaires pour les tâches importantes et respectez-les comme des rendez-vous.

2. Techniques de Productivité :

   - Méthode Pomodoro : Utilisez la technique Pomodoro pour travailler en sessions de 25 minutes, suivies de courtes pauses de 5 minutes. Après quatre sessions, prenez une pause plus longue de 15 à 30 minutes.

   - Regroupement des tâches similaires : Regroupez des tâches similaires pour les accomplir en une seule fois. Par exemple, répondez à tous vos e-mails à des moments précis de la journée plutôt que de vérifier constamment votre boîte de réception.

   - Limitez les distractions : Identifiez les distractions courantes (comme les réseaux sociaux, les notifications) et éliminez-les ou réduisez-les. Utilisez des applications de blocage de sites si nécessaire.

3. Délégation et Automatisation :

    - Déléguez les tâches : Si certaines tâches peuvent être effectuées par d'autres personnes, n'hésitez pas à déléguer. Cela vous libère du temps pour vous concentrer sur des tâches plus importantes.

    - Automatisez les tâches répétitives : Utilisez des outils et des technologies pour automatiser les tâches répétitives, comme les paiements de factures, les réponses automatiques aux e-mails ou la gestion des réseaux sociaux.

4. Gestion des Énergies :

   - Identifiez vos moments de productivité maximale :
Travaillez sur les tâches les plus importantes lorsque vous
êtes le plus alerte et énergique. Pour beaucoup, c'est le
matin, mais cela peut varier selon les individus.

   - Prenez soin de votre santé : Une alimentation
équilibrée, de l'exercice régulier et un sommeil de qualité
sont essentiels pour maintenir des niveaux d'énergie élevés
et une concentration optimale.

L'art de dire non et de se concentrer sur l'essentiel

Apprendre à dire non est une compétence cruciale pour une gestion efficace du temps. Dire non vous permet de vous concentrer sur l'essentiel et d'éviter de vous surcharger avec des engagements non prioritaires.

1. Connaître ses Priorités :

   - Définissez vos priorités : Identifiez ce qui est vraiment important pour vous, tant sur le plan professionnel que personnel. Cela vous aidera à évaluer les nouvelles demandes et à décider si elles méritent votre temps et votre énergie.

   - Évaluez les nouvelles demandes : Avant d'accepter une nouvelle tâche ou un engagement, demandez-vous si cela correspond à vos priorités et à vos objectifs. Si ce n'est pas le cas, envisagez de dire non.

2. Techniques pour Dire Non :

   - Soyez poli mais ferme : Vous pouvez dire non avec courtoisie. Par exemple, **"Merci de penser à moi, mais je ne peux pas m'engager dans ce projet pour le moment."**

   - Offrez des alternatives : Si possible, proposez une alternative. Par exemple, **"Je ne peux pas m'occuper de cela, mais peut-être que (Nom) pourrait vous aider."**

   - Utilisez des phrases courtes et claires : Évitez de trop vous justifier. Un simple **"Je ne peux pas, merci de votre compréhension"** est souvent suffisant.

3. Gérer la Culpabilité :

- Souvenez-vous de vos limites : Reconnaître que vous avez des limites et que vous ne pouvez pas tout faire est important pour votre bien-être.

- Pensez aux bénéfices : Dire non aux tâches non essentielles vous permet de dire oui à ce qui compte vraiment pour vous, comme du temps pour vous-même, pour votre famille ou pour vos projets personnels.

4. Se Concentrer sur l'Essentiel :

- Éliminez les tâches non essentielles : Faites régulièrement le point sur vos tâches et engagements. Supprimez ou déléguez celles qui ne sont pas alignées avec vos priorités.

- Pratiquez la pleine conscience : Entraînez-vous à être pleinement présent dans chaque tâche que vous entreprenez. La pleine conscience peut améliorer votre concentration et votre efficacité.

- Réévaluez régulièrement vos priorités : Vos priorités peuvent évoluer avec le temps. Prenez le temps de les réévaluer régulièrement pour vous assurer qu'elles reflètent toujours vos objectifs actuels.

En maîtrisant l'art de dire non et en adoptant des stratégies efficaces de gestion du temps, vous pouvez créer une vie plus équilibrée et satisfaisante. Vous aurez plus de temps pour ce qui compte vraiment et vous serez en meilleure position pour atteindre vos objectifs personnels et professionnels.

Chapitre 5 : Les Relations et la Communauté

Comment construire des relations positives
et significatives ?

Les relations humaines sont au cœur de notre existence.
Elles enrichissent notre vie, nous apportent du soutien et
nous offrent des opportunités de croissance personnelle.

Construire des relations positives et significatives exige du
temps, de l'effort et une volonté sincère de comprendre et
de se connecter avec les autres.

Stratégies pour y parvenir :

I. Écoute Active :

   - Soyez présent : Lorsque vous interagissez avec quelqu'un, assurez-vous d'être pleinement présent. Éteignez votre téléphone, évitez les distractions et concentrez-vous sur la personne en face de vous.

   - Posez des questions ouvertes : Encouragez les autres à partager leurs pensées et sentiments en posant des questions qui nécessitent plus qu'un simple "oui" ou "non". Par exemple, "Comment te sens-tu à propos de cela ?" ou "Qu'est-ce qui t'a conduit à cette décision ?"

   - Montrez de l'empathie : Essayez de comprendre les émotions et les perspectives de l'autre personne. Réfléchissez à leurs mots et répondez avec bienveillance.

2. Communication Honnête et Respectueuse :

   - Exprimez-vous clairement et directement :

Communiquez vos pensées et sentiments de manière honnête, mais avec respect. Évitez les attaques personnelles et utilisez des "je" plutôt que des "tu". Par exemple, "Je me sens concerné lorsque..." au lieu de "Tu fais toujours..."

   - Reconnaissez les efforts et les qualités des autres :

Complimentez sincèrement les personnes pour leurs réalisations et leurs qualités. Cela renforce les liens et montre que vous appréciez leur valeur.

3. Fiabilité et Confiance :

- Tenez vos promesses :

Si vous dites que vous allez faire quelque chose, faites-le.
La fiabilité est la pierre angulaire de la confiance dans
toute relation.

- Soyez transparent :

Partagez vos pensées et sentiments de manière
transparente et encouragez les autres à faire de même.

La confiance se construit sur la base de l'ouverture et de
l'honnêteté.

4. Temps et Engagement :

   - Investissez du temps : Les relations significatives
nécessitent du temps.

Planifiez des activités communes, des sorties ou
simplement des moments de qualité ensemble.

   - Soyez présent dans les moments difficiles :

Le soutien dans les moments de difficulté renforce les
liens plus que tout. Soyez là pour écouter, aider et soutenir
vos proches lorsqu'ils en ont besoin.

5. Apprenez à Pardonner et à Demander Pardon :

- Acceptez les erreurs :

Reconnaissez que personne n'est parfait et que des erreurs
peuvent être commises. Apprenez à pardonner les autres
et vous-même.

- Demandez pardon sincèrement :

Si vous avez fait du tort à quelqu'un, demandez pardon de
manière sincère et réfléchissez à la manière dont vous
pouvez faire amende honorable.

L'importance de la communauté et du soutien social

La communauté et le soutien social jouent un rôle crucial dans notre bien-être émotionnel, mental et même physique. Ils nous donnent un sentiment d'appartenance, de sécurité et d'acceptation.

1. Sentiment d'Appartenance :

   - Se sentir connecté : Faire partie d'une communauté vous donne un sentiment d'appartenance.

Cela peut être une communauté locale, un groupe de loisirs, une association professionnelle ou même une communauté en ligne.

- Partager des valeurs et des intérêts communs :
Rejoindre des groupes qui partagent vos passions et
intérêts peut enrichir votre vie et vous permettre de
rencontrer des personnes avec lesquelles vous avez des
affinités.

2. Soutien Émotionnel et Pratique :

- Recevoir du soutien en temps de besoin :

Les membres d'une communauté peuvent vous apporter du
soutien émotionnel et pratique en cas de difficultés. Que
ce soit un mot de réconfort, une aide matérielle ou
simplement une présence, ce soutien est inestimable.

- Offrir du soutien : Être en mesure d'aider les autres
renforce le sentiment de connexion et de satisfaction
personnelle. Cela crée également un réseau de soutien
réciproque.

3. Opportunités de Croissance Personnelle :

- Apprendre des autres : Les interactions avec les membres de votre communauté peuvent vous apporter de nouvelles perspectives, connaissances et compétences. Elles peuvent également vous inspirer à grandir et à vous améliorer.

- Développer des compétences sociales :

Participer activement à une communauté vous aide à développer et à affiner vos compétences sociales, telles que la communication, la résolution de conflits et la collaboration.

4. Renforcement de la Résilience :

- Créer un réseau de soutien :

Un réseau social solide peut vous aider à faire face aux stress et aux défis de la vie. Savoir que vous pouvez compter sur vos proches et votre communauté renforce votre résilience.

- Encouragement et motivation :

Les encouragements et le soutien de votre communauté peuvent vous motiver à poursuivre vos objectifs et à persévérer face aux obstacles.

5. Santé et Bien-être :

- Réduction du stress et de l'anxiété :

Un soutien social solide est associé à une réduction du stress et de l'anxiété, améliorant ainsi votre santé mentale.

- Bien-être physique :

Des études montrent que les personnes ayant un bon réseau social ont une meilleure santé physique, un taux de mortalité plus faible et une meilleure récupération après des maladies.

Pour cultiver et renforcer votre sentiment de communauté et de soutien social, engagez-vous activement dans des activités communautaires, proposez votre aide, et maintenez des relations régulières avec vos proches.

Participez à des groupes ou des clubs qui correspondent à vos intérêts, et soyez ouvert à de nouvelles rencontres et expériences.

En investissant dans ces relations et en les nourrissant, vous construirez un réseau de soutien solide qui enrichira votre vie de multiples façons.

Chapitre 6 : Trouver un Sens et une Passion

L'importance d'avoir un but et de poursuivre ses passions

Avoir un but et poursuivre ses passions est fondamental pour une vie épanouie et significative. Ces éléments nous motivent, nous donnent de l'énergie et nous aident à surmonter les défis. Voici pourquoi ils sont si importants :

1. Motivation et Énergie :

   - Source de motivation : Un but clairement défini et des passions ardentes vous fournissent une direction et une raison de vous lever chaque matin avec enthousiasme.

   - Énergie positive : Lorsque vous poursuivez ce qui vous passionne, vous ressentez une énergie et une joie naturelles qui vous poussent à vous investir pleinement.

2. Résilience et Persévérance :

- Surmonter les obstacles :

Avoir un but vous donne la force de continuer même lorsque les temps sont durs. Vous êtes plus résilient face aux échecs et aux défis car vous savez pourquoi vous vous battez.

- Persévérance :

La passion vous permet de persévérer et de travailler dur pour atteindre vos objectifs, même lorsque le chemin est difficile.

3. Satisfaction et Réalisation Personnelle :

  - Sentiment d'accomplissement :

Atteindre des objectifs en lien avec vos passions procure
un profond sentiment d'accomplissement et de satisfaction
personnelle.

  - Épanouissement personnel :

Vous vous sentez plus épanoui et complet lorsque vous
vivez en accord avec vos passions et vos valeurs.

4. Impact Positif :

   - Contribuer au bien commun :

Souvent, les passions et les buts sont liés à des contributions positives à la société. Que ce soit par le biais de l'art, de la science, de l'enseignement ou de l'aide humanitaire, poursuivre vos passions peut avoir un impact significatif sur les autres.

   - Exemple inspirant :

Vivre une vie passionnée et orientée vers un but peut inspirer les autres à faire de même, créant ainsi un cercle vertueux.

5. Bien-être Mental et Émotionnel :

- Réduction du stress :

Engager dans des activités passionnantes et significatives peut réduire le stress et améliorer votre bien-être mental.

- Bonheur et contentement :

Les personnes qui poursuivent leurs passions sont généralement plus heureuses et satisfaites de leur vie.

Exercices pour découvrir ses passions
et donner un sens à sa vie

Découvrir ses passions et donner un sens à sa vie demande introspection et exploration. Voici quelques exercices pratiques pour vous aider dans ce processus :

1. Journal de Réflexion Personnelle :

   - Écriture libre :

Prenez l'habitude d'écrire chaque jour ou chaque semaine sur vos pensées, vos sentiments et vos expériences.

Notez ce qui vous éveille, ce qui vous enthousiasme et ce qui vous donne un sentiment de satisfaction.

- Questions guidées :

Répondez à des questions telles que :

- Quelles activités me rendent heureux et me font perdre la notion du temps ?

- Quels sont les moments où je me suis senti le plus vivant ?

- Quelles causes ou sujets me passionnent profondément ?

2. Analyse des Talents et des Forces :

   - Inventaire de vos compétences :

Faites une liste de vos compétences, talents et forces.
Pensez aux compliments que vous avez reçus des autres et
aux domaines où vous excellez naturellement.

   - Évaluation des forces :

Utilisez des outils comme le test des forces de Gallup
(StrengthsFinder) pour identifier vos forces principales et
voir comment elles peuvent être alignées avec vos
passions.

3. Exploration et Expérimentation :

   - Essayez de nouvelles activités :

Engagez-vous dans des activités variées pour explorer ce qui vous plaît. Prenez des cours, participez à des ateliers, rejoignez des clubs ou des groupes communautaires.

   - Volontariat :

 Le bénévolat peut être une excellente manière de découvrir de nouvelles passions tout en apportant une contribution positive à la société.

4. Visualisation et Méditation :

   - Méditation guidée :

Utilisez des méditations guidées pour vous connecter à
votre moi intérieur et découvrir ce qui vous passionne
vraiment.

   - Visualisation :

Imaginez votre vie idéale. Visualisez-vous en train de faire
ce que vous aimez le plus. Où êtes-vous ?
Que faites-vous ? Comment vous sentez-vous ?

 Cela peut vous donner des indices sur vos véritables
passions.

5. Retour aux Sources :

   - Revisitez votre enfance :

 Pensez à ce que vous aimiez faire lorsque vous étiez enfant. Les passions d'enfance peuvent souvent révéler des intérêts authentiques et profonds.

   - Parlez à vos proches :

Discutez avec vos amis, votre famille et vos mentors. Parfois, les autres peuvent voir des passions et des talents en vous que vous n'avez pas encore reconnus.

6. Fixation d'Objectifs :

   - Objectifs à court et long terme :

Établissez des objectifs clairs et réalisables alignés avec vos passions. Décomposez-les en étapes plus petites et suivez vos progrès.

   - Objectifs SMART :

Utilisez la méthode SMART (Spécifique, Mesurable, Atteignable, Réaliste, Temporel) pour définir vos objectifs de manière structurée et motivante.

7. Réseautage et Mentorat :

- Trouvez des mentors :

Recherchez des mentors dans les domaines qui vous passionnent. Leurs conseils et leurs expériences peuvent être inestimables pour votre propre parcours.

- Rejoignez des communautés :

Entourez-vous de personnes qui partagent vos passions. Les échanges et les interactions avec des personnes partageant les mêmes intérêts peuvent enrichir votre compréhension et votre engagement.

En explorant ces exercices et en vous engageant activement dans la recherche de vos passions, vous pouvez découvrir un sens profond à votre vie et vivre de manière plus épanouie et authentique.

Rappelez-vous que ce voyage est continu et évolutif.

Soyez patient avec vous-même et ouvert aux nouvelles expériences et découvertes tout au long de votre parcours.

Chapitre 7 : La Pratique de la Pleine Conscience et de la Méditation

Introduction à la pleine conscience et à la méditation

La pleine conscience et la méditation sont des pratiques qui remontent à des milliers d'années et trouvent leurs racines dans les traditions spirituelles et philosophiques orientales.

Ces pratiques ont été adoptées et adaptées dans le monde occidental pour leurs bienfaits prouvés sur la santé mentale, émotionnelle et physique.

La Pleine Conscience :

La pleine conscience, ou "mindfulness" en anglais, est l'art de prêter une attention délibérée et sans jugement au moment présent.

Elle nous invite à observer nos pensées, nos émotions et nos sensations corporelles avec bienveillance et curiosité.

Cette pratique nous aide à sortir du mode "pilotage automatique" pour vivre pleinement chaque instant.

La Méditation :

La méditation est une pratique qui consiste à entraîner l'esprit à se concentrer et à développer la clarté, la tranquillité et la stabilité intérieure.

Il existe de nombreuses formes de méditation :

méditation de pleine conscience, méditation
transcendantale, méditation guidée, etc.

Toutes ont pour but de nous reconnecter à notre être
profond et de cultiver un état de présence et de sérénité.

Techniques pour intégrer la pleine conscience dans la vie quotidienne

Intégrer la pleine conscience dans la vie quotidienne ne nécessite pas de bouleverser vos habitudes.

Voici quelques techniques simples et efficaces pour commencer :

1. Respiration consciente :

Prenez quelques instants chaque jour pour vous concentrer sur votre respiration. Inspirez profondément en comptant jusqu'à quatre, retenez votre souffle pendant quatre secondes, puis expirez lentement en comptant jusqu'à quatre.

Répétez ce cycle plusieurs fois pour calmer votre esprit et vous ancrer dans le moment présent.

2. Balayage corporel :

Avant de commencer votre journée ou avant de vous coucher, prenez quelques minutes pour effectuer un balayage corporel.

Allongez-vous ou asseyez-vous confortablement, fermez les yeux et portez votre attention sur chaque partie de votre corps, de la tête aux pieds. Notez les sensations, les tensions et les zones de confort sans juger.

3. Manger en pleine conscience :

Lors de vos repas, prenez le temps de savourer chaque bouchée. Remarquez les couleurs, les textures, les goûts et les odeurs de votre nourriture. Mangez lentement et mastiquez bien chaque bouchée, en restant pleinement présent à l'expérience de manger.

4. Marche méditative :

Lors de vos déplacements à pied, transformez votre
marche en une méditation en mouvement.
Portez attention à chaque pas, à la sensation de vos pieds
touchant le sol, à votre respiration et à l'environnement
qui vous entoure. **Marchez lentement et consciemment.**

5. Pause de pleine conscience :

Intégrez de courtes pauses de pleine conscience tout au
long de votre journée.

Que ce soit en buvant une tasse de thé, en regardant par
la fenêtre ou en écoutant de la musique, prenez quelques
instants pour vous recentrer et apprécier le moment
présent.

6. Rituel du soir :

Avant de vous coucher, prenez quelques minutes pour méditer ou pratiquer des exercices de relaxation.

Cela peut inclure des étirements doux, des respirations profondes ou une méditation guidée.

Cela vous aidera à relâcher les tensions de la journée et à préparer votre esprit et votre corps pour une nuit de sommeil réparatrice.

En intégrant ces pratiques de pleine conscience et de méditation dans votre quotidien, vous développerez progressivement une plus grande conscience de vous-même et du monde qui vous entoure.

Vous découvrirez une source inépuisable de paix intérieure et de bien-être, même au milieu des défis de la vie moderne.

Chapitre 8 : La Gratitude et l'Abondance

Le pouvoir de la gratitude dans la transformation de la vie

La gratitude est une force puissante capable de transformer notre perception de la vie et de nous ouvrir à de nouvelles possibilités.

En cultivant un état d'esprit de gratitude, nous commençons à voir le monde sous un jour plus positif et plus lumineux.

La gratitude nous invite à reconnaître et à apprécier les aspects positifs de notre vie, qu'ils soient grands ou petits, et à exprimer notre reconnaissance pour les personnes, les expériences et les choses qui enrichissent notre existence.

Les bienfaits de la gratitude :

1. Amélioration de la santé mentale :

La gratitude réduit le stress, l'anxiété et la dépression en nous aidant à nous concentrer sur les aspects positifs de notre vie plutôt que sur les difficultés et les problèmes.

2. Renforcement des relations :

Exprimer de la gratitude envers les autres améliore nos relations et renforce les liens affectifs, en favorisant une communication plus ouverte et plus bienveillante.

3. Augmentation du bien-être général :

Les personnes qui pratiquent régulièrement la gratitude sont plus heureuses, plus satisfaites de leur vie et éprouvent un sentiment accru de bien-être.

4. Amélioration de la résilience :

La gratitude nous aide à développer une attitude de résilience face aux défis et aux obstacles de la vie, en nous permettant de voir les opportunités et les leçons dans chaque situation.

Pratiques pour cultiver un état d'esprit d'abondance

L'abondance est un état d'esprit qui nous permet de voir et de ressentir la richesse et la plénitude de notre vie, indépendamment de nos circonstances matérielles.

Cultiver un état d'esprit d'abondance nous aide à attirer davantage de bienfaits et de prospérité dans notre vie.

Pratiques pour cultiver la gratitude et l'abondance :

1. Journal de gratitude :

Chaque jour, prenez quelques minutes pour écrire trois à cinq choses pour lesquelles vous êtes reconnaissant.

Cela peut inclure des événements, des personnes, des réalisations ou simplement des moments de joie.

Relisez régulièrement votre journal pour renforcer votre
sentiment de gratitude.

2. Affirmations positives :

Utilisez des affirmations pour renforcer votre état d'esprit
d'abondance. Répétez des phrases telles que "Je mérite
l'abondance et la prospérité" ou "Je suis reconnaissant pour
toutes les bénédictions dans ma vie".

Les affirmations aident à reprogrammer votre subconscient
pour attirer des expériences positives.

3. Visualisation :

Prenez quelques minutes chaque jour pour visualiser votre
vie idéale. Imaginez-vous en train de réaliser vos rêves et
de vivre en abondance.

Ressentez les émotions positives associées à ces visions et croyez en leur réalisation.

4. Actes de générosité :

Partagez votre abondance avec les autres, que ce soit par des gestes de gentillesse, des dons ou du temps consacré à aider les autres. La générosité attire plus de bienfaits dans votre vie et renforce votre sentiment de plénitude.

5. Méditation sur la gratitude :

Pratiquez des méditations guidées axées sur la gratitude et l'abondance. Ces méditations vous aideront à vous connecter profondément à vos sentiments de reconnaissance et à cultiver un état d'esprit positif.

6. Reconnaissance quotidienne :

Faites de la gratitude une habitude quotidienne en exprimant votre reconnaissance verbalement aux personnes autour de vous.

Remerciez les personnes qui vous apportent du bonheur, que ce soit votre famille, vos amis, vos collègues ou même de parfaits inconnus.

7. Focalisation sur le positif :

Entraînez votre esprit à se concentrer sur les aspects positifs de chaque situation, même dans les moments difficiles. Cherchez les leçons et les opportunités dans les défis et les obstacles, et trouvez des raisons d'être reconnaissant.

En adoptant ces pratiques, vous développerez une attitude de gratitude et d'abondance qui transformera votre vie de manière profonde et significative.

Vous découvrirez une nouvelle dimension de bonheur, de contentement et de prospérité, et vous attirerez davantage de bienfaits et de possibilités dans votre existence.

Chapitre 9 : Conclusion

Synthèse des points clés abordés dans le livre

Ce livre a exploré les principes fondamentaux pour transformer votre vie par la puissance de la gratitude et l'état d'esprit d'abondance. Voici une synthèse des points clés abordés :

1. Introduction à la Gratitude et à l'Abondance :

   - Comprendre ce que signifient la gratitude et l'abondance et pourquoi elles sont essentielles pour une vie épanouie et prospère.

2. Les Bienfaits de la Gratitude :

   - La gratitude améliore la santé mentale, renforce les relations, augmente le bien-être général et développe la résilience.

3. Pratiques de Gratitude :

   - Techniques pratiques pour intégrer la gratitude dans votre vie quotidienne, telles que le journal de gratitude, les affirmations positives et la méditation sur la gratitude.

4. Développer un État d'Esprit d'Abondance :

   - Apprendre à voir la richesse et la plénitude dans chaque aspect de votre vie et à attirer davantage de prospérité.

5. Actes de Générosité :

   - Comprendre que partager votre abondance avec les autres renforce votre propre sentiment de plénitude et attire encore plus de bienfaits.

6. Visualisation et Affirmations :

   - Utiliser des techniques de visualisation et des affirmations pour reprogrammer votre subconscient et attirer des expériences positives.

7. Focalisation sur le Positif :

   - Entraîner votre esprit à voir le bon dans chaque situation et à trouver des raisons d'être reconnaissant même dans les moments difficiles.

8. Méditation et Reconnaissance Quotidienne :

   - Pratiquer des méditations guidées et exprimer quotidiennement votre reconnaissance pour renforcer votre état d'esprit de gratitude et d'abondance.

Encouragements pour commencer à appliquer ces principes dès maintenant

Maintenant que vous avez acquis une compréhension approfondie de la gratitude et de l'abondance, il est temps de mettre ces principes en pratique pour transformer votre vie. Voici quelques encouragements pour commencer dès maintenant :

1. Commencez Petit :

   - Inutile de tout changer du jour au lendemain. Commencez par de petites actions, comme écrire trois choses pour lesquelles vous êtes reconnaissant chaque jour.

2. Soyez Consistant :

   - La clé du succès est la régularité. Intégrez les pratiques de gratitude et d'abondance dans votre routine quotidienne pour en faire une habitude.

3. Restez Patient :

- Les changements significatifs prennent du temps.
Soyez patient et persévérez, même si vous ne voyez pas de
résultats immédiats.

4. Soyez Bienveillant avec Vous-même :

- Ne soyez pas trop dur avec vous-même en cas de
rechute ou de difficulté. La bienveillance envers soi-même
est cruciale pour maintenir un état d'esprit positif.

5. Partagez Votre Voyage :

- Parlez de votre expérience avec vos proches et
encouragez-les à adopter également ces pratiques.
Ensemble, vous pouvez vous soutenir mutuellement et
créer un cercle vertueux de gratitude et d'abondance.

6. Célébrez Vos Progrès :

- Prenez le temps de célébrer vos petites victoires et vos progrès. Chaque pas en avant est une étape vers une vie plus épanouie et prospère.

7. Continuez à Apprendre :

- La croissance personnelle est un voyage sans fin. Continuez à apprendre, à lire et à explorer de nouvelles façons d'intégrer la gratitude et l'abondance dans votre vie.

En appliquant ces principes dès maintenant, vous ouvrez la porte à une transformation profonde et durable. Vous découvrirez une vie remplie de joie, de contentement et de prospérité, et vous aurez un impact positif sur ceux qui vous entourent.

Prenez la décision aujourd'hui de vivre dans la gratitude et l'abondance, et regardez votre vie s'épanouir de manière extraordinaire.

Quels sont les bienfaits de la gratitude sur la santé mentale et les relations?

La gratitude est bien plus qu'un simple sentiment agréable.

Elle a des effets profonds et tangibles sur notre santé mentale et nos relations interpersonnelles. Voici une exploration détaillée de ses bienfaits :

Bienfaits de la Gratitude sur la Santé Mentale

1. Réduction du Stress et de l'Anxiété :

   - Tenir un journal de gratitude ou simplement prendre quelques instants chaque jour pour réfléchir aux aspects positifs de la vie peut réduire les niveaux de cortisol, l'hormone du stress.

En focalisant l'attention sur les éléments positifs, la gratitude aide à calmer l'esprit et à diminuer les pensées anxieuses.

2. Amélioration de l'Humeur :

   - La gratitude est étroitement liée à l'augmentation des émotions positives telles que la joie, la satisfaction et l'optimisme. Elle aide à créer un état d'esprit plus positif, ce qui peut considérablement améliorer l'humeur générale et le bien-être émotionnel.

3. Augmentation de la Résilience :

   - En reconnaissant et en appréciant les aspects positifs de la vie, même dans les moments difficiles, la gratitude renforce notre capacité à faire face aux défis et à rebondir après les épreuves.

Elle permet de voir les difficultés comme des opportunités de croissance plutôt que comme des obstacles insurmontables.

4. Réduction de la Dépression :

- Des études ont montré que pratiquer la gratitude de manière régulière peut réduire les symptômes de la dépression. En dirigeant l'attention vers les aspects positifs de la vie, la gratitude aide à contrer les pensées négatives et à créer une perspective plus équilibrée.

5. Amélioration du Sommeil :

- Les personnes qui pratiquent la gratitude avant de se coucher ont tendance à mieux dormir. En se concentrant sur les éléments positifs de la journée, elles apaisent leur esprit, ce qui favorise un sommeil plus profond et plus réparateur.

Bienfaits de la Gratitude sur les Relations

1. Renforcement des Liens :

   - Exprimer de la gratitude envers les autres renforce les liens et crée un sentiment de connexion.

Les personnes qui se sentent appréciées sont plus susceptibles de ressentir de l'affection et de la loyauté, ce qui renforce les relations.

2. Amélioration de la Communication :

   - La gratitude encourage une communication positive et ouverte.

En exprimant régulièrement votre reconnaissance, vous créez un environnement où les autres se sentent valorisés et entendus, ce qui facilite des échanges plus sincères et constructifs.

3. Augmentation de l'Empathie :

   - La pratique de la gratitude peut augmenter l'empathie et la compréhension envers les autres. En reconnaissant les actes de gentillesse et de soutien, vous développez une plus grande sensibilité aux besoins et aux sentiments des autres.

4. Réduction des Conflits :

   - En mettant l'accent sur les aspects positifs des autres et en exprimant de la reconnaissance, la gratitude peut réduire les tensions et les conflits.

Elle aide à créer un climat de bienveillance et de respect
mutuel, ce qui facilite la résolution pacifique des
désaccords.

5. Renforcement de la Satisfaction Relationnelle :

- Les couples qui pratiquent régulièrement la gratitude
envers l'un et l'autre rapportent une plus grande
satisfaction dans leur relation.
La gratitude crée un cycle de rétroaction positive, où
chaque acte de reconnaissance renforce les sentiments de
bonheur et de satisfaction.

Conclusion

La gratitude est un outil puissant pour améliorer la santé mentale et renforcer les relations interpersonnelles.
En intégrant des pratiques de gratitude dans votre vie quotidienne, vous pouvez réduire le stress et l'anxiété, améliorer votre humeur, augmenter votre résilience et améliorer la qualité de votre sommeil.

De plus, la gratitude renforce les liens, améliore la communication, augmente l'empathie, réduit les conflits et accroît la satisfaction relationnelle.

Commencez dès aujourd'hui à cultiver la gratitude et observez comment elle transforme votre vie et vos relations de manière profonde et durable.

10. Adopter des Habitudes Saines

1. Créer une Routine Matinale:

   - Commence la journée avec de l'eau: Hydrate-toi dès le réveil pour réactiver ton corps et ton esprit.

   - Pratique la gratitude: Note trois choses pour lesquelles tu es reconnaissant. Cela te mettra dans un état d'esprit positif pour la journée.

   - Faire de l'exercice: Même 10 minutes de yoga ou de marche peuvent booster ton énergie et améliorer ton humeur.

2. Manger Sainement:

   - Planifie tes repas: Prépare des repas équilibrés incluant des fruits, des légumes, des protéines maigres et des grains entiers.

   - Évite les sucres et les aliments transformés: Ils peuvent causer des pics d'énergie suivis de chutes drastiques, affectant ton humeur et ta motivation.

   - Prends des collations saines: Opte pour des noix, des fruits ou du yaourt au lieu de chips ou de bonbons.

3. Bouger Régulièrement:

- Intègre l'exercice dans ta routine: Que ce soit une promenade, une séance de gym ou même des étirements à la maison, bouger ton corps est crucial pour ton bien-être mental et physique.

- Découvre des activités que tu aimes: Essaye différentes formes d'exercice jusqu'à trouver celles qui te procurent du plaisir.

Gérer le Stress

1. Techniques de Respiration:

- Respiration en pleine conscience: Inspire profondément par le nez, retiens ton souffle pendant quelques secondes, puis expire lentement par la bouche. Répète cela plusieurs fois pour calmer ton esprit et ton corps.

- Respiration abdominale: Concentre-toi sur ta respiration en utilisant ton diaphragme plutôt que ta poitrine, ce qui peut aider à réduire le stress.

2. Méditation et Pleine Conscience:

- Méditation guidée: Utilise des applications ou des vidéos pour des sessions de méditation guidée.

- Pleine conscience dans les activités quotidiennes:
Pratique la pleine conscience en te concentrant pleinement
sur ce que tu fais dans l'instant présent, que ce soit
manger, marcher ou même faire la vaisselle.

3. Prendre du Temps pour Toi:

- Pratique des hobbies: Que ce soit la lecture, le dessin,
le jardinage ou toute autre activité que tu aimes, prends
du temps pour toi chaque jour.

- Crée un espace calme: Aménage un coin de ta maison
où tu peux te détendre et te ressourcer.

Se Sentir Bien Sans Substances Nocives

1. Se Connecter avec les Autres:

   - Entretenir des relations saines: Passe du temps avec des amis et des membres de ta famille qui te soutiennent et te motivent à être la meilleure version de toi-même.

   - Participer à des groupes ou clubs: Rejoindre des clubs ou des groupes de soutien pour rencontrer des personnes partageant les mêmes intérêts et défis.

2. Explorer des Alternatives Saines:

   - Substituts à la cigarette: Utilise des gommes à mâcher, des pastilles ou des inhalateurs de nicotine pour t'aider à surmonter les envies de fumer.

   - Activités relaxantes: Découvre des activités relaxantes comme le bain chaud, la lecture ou l'écoute de musique apaisante.

3. Se Fixer des Objectifs Positifs:

   - Objectifs SMART: Fixe-toi des objectifs spécifiques, mesurables, atteignables, réalistes et temporels pour te donner une direction et un sens de l'accomplissement.

- Célébrer les petites victoires: Reconnaît et célèbre chaque petite victoire, qu'il s'agisse de passer une journée sans fumer ou de faire une séance d'exercice.

Conclusion

Adopter des habitudes saines, gérer le stress et trouver des moyens de te sentir bien sans avoir recours à des substances nocives est un voyage continu.

Chaque petit pas compte et te rapproche de la meilleure version de toi-même. Rappelle-toi que tu es capable de changer et de créer une vie plus saine et plus heureuse.

Sois patient avec toi-même et célèbre chaque progrès, aussi petit soit-il.

Le chemin vers une vie meilleure commence par une seule décision, celle de prendre soin de toi. ✹

La respiration abdominale, aussi connue sous le nom de respiration diaphragmatique, est une technique puissante pour réduire le stress et améliorer le bien-être général. Voici comment elle fonctionne et les avantages qu'elle peut apporter :

Comment Fonctionne la Respiration Abdominale ?

I. Activation du Diaphragme:

   - Le diaphragme est un muscle situé juste sous les poumons: Lorsque tu inspires profondément en utilisant ton diaphragme, cet espace s'agrandit et permet à tes poumons de se remplir d'air de manière plus complète.

   - Différence avec la respiration thoracique: Contrairement à la respiration thoracique où seule la poitrine se soulève, la respiration abdominale fait bouger l'abdomen, créant une respiration plus profonde et plus efficace.

2. Réduction de la Réponse au Stress:

   - Activation du système parasympathique: La respiration abdominale stimule le système nerveux parasympathique, souvent appelé le "système de repos et de digestion".

Cela aide à contrer les effets du système nerveux sympathique, responsable de la réponse "combat ou fuite" associée au stress.

   - Réduction des hormones de stress: En respirant profondément et lentement, tu peux réduire la production d'hormones de stress comme le cortisol et l'adrénaline.

Avantages de la Respiration Abdominale

1. Réduction de l'Anxiété :

- Calme l'esprit: En te concentrant sur ta respiration et en adoptant un rythme plus lent et plus profond, tu peux apaiser les pensées anxieuses et te sentir plus centré.

- Amélioration de la clarté mentale: Une respiration plus profonde peut améliorer l'oxygénation du cerveau, ce qui peut aider à clarifier tes pensées et à améliorer ta concentration.

2. Amélioration de la Santé Physique:

   - Réduction de la tension musculaire: La respiration abdominale peut aider à relâcher les tensions accumulées dans les muscles, notamment ceux du cou, des épaules et du dos.

   - Amélioration de la digestion: En stimulant le système parasympathique, cette respiration peut également améliorer la digestion et réduire les problèmes gastro-intestinaux liés au stress.

3. Amélioration de l'Humeur:

   - Libération d'endorphines: Une respiration profonde et régulière peut stimuler la libération d'endorphines, les hormones du bonheur, qui peuvent améliorer ton humeur et te faire sentir plus détendu et heureux.

- Réduction des sentiments de frustration: En pratiquant régulièrement la respiration abdominale, tu peux apprendre à mieux gérer les émotions négatives et à réagir de manière plus calme face aux situations stressantes.

Comment Pratiquer la Respiration Abdominale

1. Trouve un endroit calme:

   - Assieds-toi ou allonge-toi: Choisis une position confortable où tu peux te détendre sans distractions.

2. Place tes mains:

   - Une main sur la poitrine, l'autre sur l'abdomen: Cela t'aidera à sentir le mouvement de ton diaphragme pendant que tu respires.

3. Inspire profondément:

   - Par le nez: Inspire lentement et profondément par le nez, en permettant à ton abdomen de se soulever sous ta main. La main sur ta poitrine devrait rester relativement immobile.

4. Expire lentement:

   - Par la bouche: Expire lentement par la bouche, en contractant légèrement les muscles abdominaux pour expulser l'air. Sens ton abdomen redescendre sous ta main.

5. Répète:

   - Continue pendant quelques minutes: Pratique cette respiration pendant 5 à 10 minutes, ou aussi longtemps que tu te sens à l'aise. Concentre-toi sur le souffle et essaye de maintenir un rythme lent et régulier.

Conclusion

La respiration abdominale est une technique simple mais incroyablement efficace pour réduire le stress et améliorer ton bien-être global. En pratiquant régulièrement, tu peux apprendre à mieux gérer tes réactions au stress, à améliorer ta santé physique et mentale, et à cultiver une sensation de calme et de paix intérieure. ✶

Bonus

Hypnose

L'hypnose, une pratique millénaire, s'est révélée être une alternative efficace pour ceux qui souhaitent arrêter de fumer.

En exploitant la puissance de l'esprit subconscient, **l'hypnose permet de reprogrammer les schémas de pensée et de comportement profondément enracinés.**

L'un des principaux bienfaits de l'hypnose pour arrêter de fumer est sa capacité à réduire l'envie irrésistible de nicotine. Contrairement aux méthodes traditionnelles qui se concentrent principalement sur les symptômes physiques de la dépendance, l'hypnose s'attaque directement aux déclencheurs psychologiques.

Elle aide à identifier et à neutraliser les associations mentales entre la cigarette et les émotions ou situations spécifiques, comme le stress ou la socialisation.

L'hypnose favorise également un état de relaxation profonde, ce qui est particulièrement bénéfique pour ceux qui fument pour gérer le stress ou l'anxiété. En induisant un état de calme et de tranquillité, l'hypnose permet de réduire l'anxiété liée au sevrage et de renforcer la résilience émotionnelle face aux défis quotidiens sans recourir à la cigarette.

De plus, l'hypnose peut renforcer la motivation et l'engagement personnel dans le processus d'arrêt. En visualisant des scénarios positifs et en utilisant des suggestions affirmatives, l'hypnose aide à ancrer une image de soi en tant que non-fumeur, ce qui peut transformer la perception de l'abandon du tabac d'une perte en un gain.

Cette nouvelle perspective peut être un puissant moteur pour maintenir la détermination et surmonter les obstacles.

Enfin, l'un des aspects les plus attrayants de l'hypnose est son absence d'effets secondaires physiques, contrairement aux substituts nicotiniques ou aux médicaments. Elle offre une approche naturelle et holistique, respectant le rythme et les besoins individuels de chaque personne.

En conclusion, l'hypnose pour arrêter de fumer est une alternative prometteuse qui combine une approche psychologique profonde avec des techniques de relaxation et de visualisation positives. Elle s'adresse aux racines de la dépendance tout en renforçant la motivation personnelle, offrant ainsi une voie naturelle et puissante vers une vie sans tabac.

Lettre d'encouragement

Chère amie, cher ami,

Aujourd'hui, je souhaite m'adresser à toi avec tout mon cœur, car tu as pris une décision incroyablement courageuse et louable : celle d'arrêter de fumer. Je sais que ce n'est pas une tâche facile, mais sache que chaque jour où tu choisis de vivre sans cigarette est une victoire immense et précieuse.

Tu te lances dans une aventure qui va transformer ta vie de manière positive et profonde. En quittant cette habitude, tu donnes à ton corps une chance de guérir, de se régénérer et de retrouver une santé éclatante.

Imagine la sensation de respirer profondément, de sentir tes poumons se remplir d'air pur, de retrouver une énergie que tu pensais avoir perdue à jamais.

Tout cela est à ta portée, et chaque petit pas que tu fais te rapproche de cette réalité.

Il y aura des jours difficiles, c'est certain. Des moments où la tentation se fera sentir, où le chemin semblera ardu et semé d'embûches. Mais souviens-toi toujours de la force incroyable qui réside en toi.

Tu as déjà fait le choix le plus difficile : celui de dire non à la cigarette. Le reste n'est qu'une série de petites étapes, chacune plus facile que la précédente.

Entoure-toi de personnes qui comprennent et soutiennent ton choix. Parle de tes succès, même les plus petits, et n'hésite pas à demander de l'aide lorsque tu en ressens le besoin. Chaque mot d'encouragement, chaque geste de soutien est un pilier sur lequel tu peux t'appuyer. N'oublie pas les récompenses qui t'attendent.

Une vie sans fumée est une vie où les saveurs sont plus riches, où les arômes sont plus intenses, où chaque journée est une opportunité de découvrir de nouvelles passions, de nouveaux plaisirs.

Ton corps te remerciera par une meilleure santé, une peau plus éclatante, une endurance retrouvée. Ton esprit sera plus clair, plus libre, prêt à embrasser toutes les beautés que la vie a à offrir.

Je crois en toi. Je crois en ta capacité à surmonter les obstacles, à te relever après chaque chute, à continuer d'avancer avec détermination. Chaque jour est une nouvelle chance de faire un pas de plus vers une vie meilleure, une vie où tu es maître de ton destin, de tes choix, de ta liberté.

Alors, respire profondément, garde la tête haute et avance avec confiance. Tu es sur le chemin de la victoire, et chaque jour qui passe te rapproche un peu plus de ton but. Tu es fort, tu es capable, et tu réussiras.

Avec tout mon soutien et mon admiration,

Victor Soleil ☀

Chère amie, cher ami,

Aujourd'hui, je souhaite te parler d'un concept simple mais souvent négligé dans notre vie quotidienne trépidante : **prendre le temps de vivre mieux.**

Dans notre monde moderne, nous sommes constamment bombardés par des responsabilités, des échéances et des distractions qui nous empêchent de véritablement savourer chaque instant. Mais il est essentiel de se rappeler que la qualité de notre vie dépend grandement de **notre capacité à ralentir et à apprécier le moment présent.**

Prendre le temps de vivre mieux, c'est avant tout un acte de bienveillance envers soi-même. **Cela signifie s'accorder des moments de pause pour se ressourcer, se reconnecter à ses valeurs et se concentrer sur ce qui compte vraiment.**

C'est prendre soin de son corps, de son esprit et de son âme en adoptant des habitudes qui favorisent le bien-être et l'épanouissement.

Imagine-toi en train de savourer un repas préparé avec amour, où chaque bouchée est une explosion de saveurs.

Visualise-toi en train de lire un livre captivant, de te perdre dans ses pages et de laisser ton esprit vagabonder dans des mondes imaginaires.

Envisage des promenades en pleine nature, où tu te permets de respirer profondément, d'écouter le chant des oiseaux et d'admirer la beauté qui t'entoure. **Ces moments simples, mais riches de sens, sont des trésors à cultiver.**

Il est facile de se laisser emporter par le tourbillon de la vie, de courir après des objectifs sans fin, de laisser le stress et l'anxiété prendre le dessus.

Mais en prenant le temps de vivre mieux, tu te donnes la possibilité de te recentrer, de retrouver ton équilibre et de renforcer ta résilience face aux défis.

Tu te permets de vivre en accord avec tes aspirations profondes, de te reconnecter à tes passions et de nourrir ton esprit de positivité.

Prendre le temps de vivre mieux, c'est aussi cultiver des relations authentiques et significatives.

C'est consacrer du temps à ceux que tu aimes, à partager des moments de joie et de complicité, à écouter et à être présent pour les autres.

Les liens humains sont une source inestimable de bonheur et de soutien, et en les nourrissant, tu enrichis ta vie de manière profonde et durable.

N'oublie pas que chaque jour est une nouvelle opportunité de créer des souvenirs précieux, de découvrir de nouvelles passions, de te lancer dans des aventures qui te font vibrer.

Prendre le temps de vivre mieux, c'est choisir de donner du sens à chaque instant, de transformer ta routine en une série de moments magiques et de te permettre de grandir et de t'épanouir pleinement.

Alors, prends une grande inspiration, fais une pause et réfléchis à ce qui te fait vraiment vibrer. Écoute ton cœur et laisse-toi guider par tes envies profondes.

Accorde-toi le temps de vivre mieux, de savourer chaque instant et de construire une vie qui te ressemble, une vie qui te comble de bonheur et de satisfaction.

Avec toute mon amitié et mes encouragements,

Victor Soleil ☀

Méditation guidée : se libérer du tabac

Bienvenue à cette **méditation guidée**, conçue pour vous aider à vous libérer de la dépendance au tabac et à retrouver une vie pleine de santé, de vitalité et de liberté.

Trouvez un endroit calme et confortable où vous pouvez vous asseoir ou vous allonger sans être dérangé(e). Fermez les yeux et prenez quelques respirations profondes pour vous détendre.

Inspirez profondément par le nez, sentez l'air frais remplir vos poumons, puis expirez lentement par la bouche, en laissant sortir toute tension et tout stress. Répétez cela quelques fois jusqu'à ce que vous vous sentiez complètement détendu(e).

Maintenant, imaginez-vous debout au bord d'un magnifique sentier de forêt. Le soleil brille à travers les feuilles, créant un jeu de lumière et d'ombres sur le sol. Ressentez la douce brise sur votre peau et écoutez le chant des oiseaux et le murmure des feuilles.

C'est un endroit de paix et de sérénité, où vous pouvez vous reconnecter à vous-même.

Commencez à marcher doucement le long du sentier, en vous sentant de plus en plus léger(e) à chaque pas. Avec chaque inspiration, imaginez que vous absorbez l'énergie pure et saine de la nature.

Avec chaque expiration, visualisez que vous libérez toute la négativité, les envies de fumer et les pensées limitantes.

À mesure que vous avancez, vous remarquez une petite clairière à votre droite. Dans cette clairière se trouve un banc confortable, éclairé par les rayons du soleil.

Asseyez-vous sur ce banc et prenez un moment pour vous détendre complètement.

Maintenant, imaginez devant vous un grand tableau blanc. Ce tableau est votre espace de création, où vous allez dessiner votre nouvelle vie sans tabac.

Visualisez-vous en train de prendre un marqueur et de commencer à dessiner une image de vous-même, rayonnant de santé et de bonheur.

Vous êtes libre de la dépendance, respirant profondément et sentant la vitalité circuler dans chaque cellule de votre corps.

Voyez-vous en train de profiter de moments simples et joyeux avec vos proches, de pratiquer des activités physiques que vous aimez, de rire et de sourire sans aucune entrave.

Sentez la fierté et la satisfaction de savoir que vous avez pris une décision puissante pour votre bien-être.

Maintenant, portez votre attention sur une petite boîte située à côté du tableau.

Cette boîte contient tous les souvenirs et les associations que vous avez avec le tabac. Ouvrez la boîte et examinez son contenu.

Remarquez comment ces souvenirs et ces associations ne vous servent plus et comment ils vous ont limité(e) pendant trop longtemps.

Prenez une profonde inspiration et, avec gratitude pour les leçons apprises, visualisez-vous en train de refermer la boîte et de la poser sur le sol.

Avec une grande détermination, imaginez-vous en train de marcher loin de cette boîte, laissant derrière vous toutes les anciennes habitudes et dépendances.

Ressentez la légèreté et la liberté de ce moment. Vous êtes désormais en contrôle de votre vie, de votre santé et de votre bonheur. Répétez mentalement les affirmations suivantes :

- "Je suis libre de la dépendance au tabac."
- "Je choisis la santé et la vitalité."
- "Je mérite de vivre une vie pleine de bonheur et de bien-être."

Prenez encore quelques instants pour savourer ce sentiment de liberté. Lorsque vous vous sentirez prêt(e), commencez à revenir doucement dans l'instant présent.

Prenez quelques respirations profondes et, lorsque vous ouvrirez les yeux, emportez avec vous cette détermination et cette clarté.

Rappelez-vous que chaque jour est une nouvelle opportunité de renforcer votre engagement envers vous-même et de vivre une vie sans tabac. Vous êtes fort(e), capable et digne de ce changement positif.

Namasté.

La méditation est une pratique ancienne qui a traversé les âges et les cultures, trouvant sa place dans le monde moderne en tant qu'outil puissant pour améliorer la santé mentale et physique, favoriser le bien-être général, prolonger la longévité et même faciliter l'arrêt du tabac.

Santé Mentale et Physique

La méditation joue un rôle crucial dans la gestion du stress, un facteur majeur de nombreux problèmes de santé mentale et physique. En se concentrant sur la respiration et en pratiquant la pleine conscience, la méditation nous aide à calmer l'esprit et à réduire les niveaux de cortisol, l'hormone du stress.

Cette réduction du stress permet d'améliorer les troubles de l'humeur, comme l'anxiété et la dépression, tout en renforçant le système immunitaire.

Des études ont démontré que la méditation régulière peut réduire la pression artérielle, améliorer la circulation sanguine et même diminuer la douleur chronique.
En outre, elle favorise la libération d'endorphines, les hormones du bonheur, ce qui contribue à une sensation générale de bien-être physique.

Bien-être Général

Pratiquer la méditation régulièrement nous aide à développer une meilleure connaissance de soi et à cultiver une attitude de gratitude et de positivité. Cette prise de conscience accrue nous permet de mieux gérer nos émotions, d'améliorer nos relations interpersonnelles et de développer une résilience face aux défis de la vie.

La méditation favorise également la concentration et la clarté mentale, ce qui peut améliorer la productivité et la prise de décision.

En nous aidant à rester ancrés dans le moment présent,
elle nous permet de savourer pleinement chaque instant de
la vie.

Longévité

Les bienfaits de la méditation sur la longévité sont
étroitement liés à ses effets sur la santé mentale et
physique. En réduisant le stress et en améliorant la santé
cardiovasculaire, la méditation peut prolonger la vie en
diminuant les risques de maladies graves telles que les
maladies cardiaques et les accidents vasculaires cérébraux.

De plus, la méditation aide à maintenir des télomères plus
longs — les extrémités de nos chromosomes qui protègent
notre ADN. Des télomères plus longs sont associés à une
durée de vie plus longue et à une meilleure santé globale.

Faciliter l'Arrêt du Tabac

La méditation se révèle être un allié précieux pour ceux qui cherchent à arrêter de fumer. La pratique régulière de la méditation aide à renforcer la volonté et la discipline, des qualités essentielles pour surmonter la dépendance.

En réduisant le stress, la méditation diminue également l'envie de fumer, souvent déclenchée par des émotions négatives ou des situations stressantes.

Par ailleurs, la méditation de pleine conscience permet de prendre conscience des déclencheurs de l'envie de fumer et de développer des stratégies pour y faire face. Elle aide à reprogrammer le cerveau pour associer le bien-être à des pratiques saines plutôt qu'à la consommation de tabac.

Conclusion

En résumé, la méditation est une pratique holistique qui offre de nombreux bienfaits pour la santé mentale et physique, le bien-être général, la longévité et le soutien à l'arrêt du tabac.

En intégrant la méditation dans notre vie quotidienne, nous pouvons non seulement améliorer notre qualité de vie, mais aussi nous libérer des dépendances et vivre plus longtemps et plus heureux.

La méditation est un voyage vers une meilleure version de soi-même, un chemin vers la paix intérieure et la liberté.

Comment la méditation peut-elle aider à arrêter de fumer ?

La méditation, en tant que pratique de pleine conscience et de relaxation, offre plusieurs mécanismes par lesquels elle peut aider une personne à arrêter de fumer. Voici comment elle peut être bénéfique dans ce processus:

1. Réduction du Stress et de l'Anxiété

Le stress et l'anxiété sont souvent des déclencheurs majeurs pour le tabagisme. La méditation aide à réduire ces niveaux de stress en favorisant un état de calme et de sérénité.

En pratiquant régulièrement, les individus peuvent mieux gérer les situations stressantes sans avoir recours à la cigarette comme mécanisme de soulagement.

2. Amélioration de la Conscience de Soi

La méditation de pleine conscience encourage une prise de conscience accrue de ses pensées, de ses émotions et de ses comportements. En devenant plus conscients de leurs envies de fumer et des déclencheurs associés, les fumeurs peuvent identifier les moments où ils sont tentés de fumer et choisir des réponses plus saines.

3. Renforcement de la Volonté et de la Discipline

La méditation nécessite de la discipline et de la régularité, des qualités qui peuvent se transférer à d'autres aspects de la vie, y compris l'arrêt du tabac. En développant une pratique de méditation, les individus renforcent leur volonté, ce qui peut les aider à résister aux envies de fumer et à persévérer dans leur effort pour arrêter.

4. Substitution des Habitudes

La méditation peut servir de substitut à la cigarette pour
gérer les moments d'ennui ou de stress. En remplaçant le
geste de fumer par une session de méditation, les
individus peuvent progressivement dissocier la cigarette de
leur routine quotidienne et trouver des moyens plus sains
de se détendre.

5. Gestion des Symptômes de Sevrage

Les symptômes de sevrage, tels que l'irritabilité, l'anxiété
et la difficulté à se concentrer, peuvent être atténués par
la méditation. En aidant à calmer l'esprit et à stabiliser
les émotions, la méditation peut rendre le processus de
sevrage moins difficile et plus supportable.

6. Réorientation des Pensées

La méditation de pleine conscience encourage les individus à observer leurs pensées sans jugement. Cette pratique peut aider les fumeurs à reconnaître les pensées automatiques qui les poussent à fumer et à les réorienter vers des pensées plus positives et constructives.

7. Support de la Communauté

De nombreuses personnes trouvent du soutien dans des groupes de méditation ou des applications de méditation guidée. Ce sentiment de communauté et de soutien peut être extrêmement motivant et offrir une aide supplémentaire pour ceux qui cherchent à arrêter de fumer.

Conclusion

En intégrant la méditation dans leur routine quotidienne, les fumeurs peuvent bénéficier d'une multitude de bienfaits qui facilitent l'arrêt du tabac.

La réduction du stress, l'amélioration de la conscience de soi, le renforcement de la volonté et la gestion des symptômes de sevrage sont autant de mécanismes par lesquels la méditation peut soutenir ce processus.

En fin de compte, la méditation offre un chemin vers une vie plus saine, plus consciente et sans tabac.

Vivre Mieux Maintenant

Dans le jardin des jours présents,
Où fleurit chaque instant,
Respirons les roses,
Et vivons pleinement,

Laisse le passé s'envoler,
Comme une feuille au vent
Et ne crains pas l'avenir incertain,
Car le bonheur est ici, à portée de main.

Respire l'air frais,
Écoute le chant doux des oiseaux,
Savoure la caresse du soleil,
Et laisse ton cœur battre à nouveau.

Chaque sourire est une étoile,
Qui éclaire notre chemin,

Chaque rire est une onde de joie,
Qui résonne dans le cœur humain.

Oublie les peurs et les doutes,
Qui assombrissent l'horizon,
Et embrasse la vie, sans retenue,
Avec passion et émotion.

Car le présent est un cadeau précieux,
Un trésor à chérir chaque jour,
Vivre mieux, c'est vivre heureux,
En semant amour et velours.

Alors danse sous la pluie légère,
Et chante avec le vent joueur,
Car la vie est belle, sincère,
Quand on la vit avec ferveur.

Dans chaque souffle, chaque regard,
Se cache une promesse d'espoir et de bonheur,

Vivre mieux, c'est un art,
Qui se cultive avec douceur.

Alors prends ma main, ami cher à mon cœur,
Et ensemble, parcourons ce chemin,
Car vivre mieux, c'est partager,
Les joies simples du quotidien.

Plan d'Action pour Arrêter de Fumer

Arrêter de fumer est un défi, mais avec un plan d'action structuré, vous pouvez réussir et améliorer votre qualité de vie. Voici un plan simple et efficace :

1. Prise de Conscience et Motivation

   - Liste des Raisons : Notez toutes les raisons pour lesquelles vous voulez arrêter de fumer (santé, finances, famille, etc.).

   - Définir des Objectifs : Déterminez des objectifs clairs et concrets. Par exemple, "Je veux arrêter de fumer pour améliorer ma santé cardiovasculaire."

2. Préparation

   - Date d'Arrêt : Choisissez une date d'arrêt qui n'est pas trop lointaine (dans les deux prochaines semaines).

   - Annonce : Informez vos amis, famille et collègues de votre décision. Leur soutien sera précieux.

3. Éliminer les Déclencheurs

   - Nettoyage : Débarrassez-vous de toutes les cigarettes, briquets et cendriers.

   - Changer de Routine : Identifiez les moments où vous avez l'habitude de fumer et trouvez des alternatives (ex. : après les repas, faire une promenade au lieu de fumer).

4. Gestion du Stress et des Envies

- Techniques de Relaxation : Apprenez des techniques de relaxation comme la respiration profonde, le yoga ou la méditation.

- Substituts Sains : Utilisez des substituts comme des gommes à mâcher sans sucre, des bâtonnets de carotte ou des boissons saines.

- Hydratation : Buvez beaucoup d'eau pour aider à éliminer les toxines.

5. Soutien et Aide Professionnelle

   - Groupes de Soutien : Rejoignez un groupe de soutien en ligne ou en personne.

   - Conseils Médicaux : Consultez votre médecin pour des conseils et des options de traitement comme les substituts nicotiniques ou les médicaments.

6. Activité Physique

   - Exercice Régulier : Intégrez une routine d'exercice régulière pour réduire le stress et améliorer votre humeur.

   - Activités de Plein Air : Engagez-vous dans des activités en plein air comme la marche, le jogging ou le vélo.

7. Suivi des Progrès

   - Journal de Bord : Tenez un journal de vos progrès, en notant chaque jour sans cigarette et les bénéfices que vous ressentez.

   - Récompenses : Récompensez-vous pour chaque étape franchie, comme économiser l'argent que vous auriez dépensé en cigarettes pour un plaisir que vous aimez.

8. Faire Face aux Rechutes

   - Ne pas Se Décourager : Si vous avez une rechute, ne vous découragez pas. Analysez ce qui a conduit à la rechute et ajustez votre plan.

   - Reprendre le Plan : Reprenez votre plan là où vous l'avez laissé et continuez à avancer.

9. Créer de Nouvelles Habitudes

   - Nouveaux Loisirs : Engagez-vous dans de nouveaux loisirs ou activités qui vous passionnent et qui occupent votre temps.

   - Socialisation : Recherchez des activités sociales sans tabac pour créer un nouveau cercle d'amis et de soutien.

10. Visualiser le Succès

   - Imaginer la Vie Sans Tabac : Prenez quelques
moments chaque jour pour visualiser votre vie sans tabac,
en vous concentrant sur les améliorations et les bénéfices.

En suivant ce plan d'action, vous pouvez prendre des
mesures concrètes pour arrêter de fumer et améliorer votre
qualité de vie dès maintenant. Bonne chance dans votre
démarche!

Message d'Espoir : Ne Jamais Abandonner

Chers amis,

Dans cette vie, nous sommes souvent confrontés à des défis qui peuvent sembler insurmontables. Les obstacles se dressent devant nous, les doutes s'insinuent dans nos esprits, et parfois, nous pouvons être tentés d'abandonner.

Pourtant, il est essentiel de se rappeler que rien n'est impossible pour celui qui croit en ses rêves et qui persévère.

Chaque grande réalisation a commencé par un petit pas, souvent hésitant, mais toujours déterminé. **Les héros qui nous inspirent aujourd'hui ont eux aussi connu des moments de doute, de peur et de découragement.**

Ce qui les distingue, c'est leur capacité à se relever après chaque chute, **à voir chaque échec comme une leçon et à continuer à avancer malgré les difficultés.**

La vie est un voyage parsemé de défis, mais aussi de possibilités infinies. Chaque jour est une nouvelle opportunité de se rapprocher de nos rêves, de devenir la meilleure version de nous-mêmes. Même lorsque la route semble sombre et sinueuse, il y a toujours une lumière au bout du tunnel.

Il suffit de garder les yeux fixés sur cette lumière, de croire en notre potentiel et de persévérer.

Lorsque vous faites face à des moments d'incertitude, souvenez-vous que chaque effort compte, chaque petit pas vous rapproche de votre objectif.

Ne laissez jamais les voix du doute vous détourner de votre chemin. Vous avez en vous une force incroyable, une résilience qui peut surmonter les plus grands défis.

N'abandonnez jamais, car chaque bataille que vous menez, chaque défi que vous relevez, vous rend plus fort. Croyez en vous, car vous êtes capable de réaliser des choses extraordinaires.

La clé est de garder la foi, de rester déterminé et de ne jamais perdre de vue vos rêves.

Rappelez-vous que l'espoir est un puissant moteur. Il nous pousse à aller de l'avant, à croire en un avenir meilleur et à travailler avec ardeur pour le créer.

Peu importe les difficultés que vous rencontrez aujourd'hui, sachez que vous avez la capacité de les surmonter et de réaliser vos aspirations les plus profondes.

Ne laissez jamais les échecs temporaires éteindre la flamme de vos rêves. Réussir, ce n'est pas ne jamais tomber, mais se relever chaque fois que l'on tombe.

Vous avez en vous la force de surmonter les obstacles, de transformer les difficultés en opportunités et de réaliser vos ambitions.

Alors, croyez en vous, persévérez et n'abandonnez jamais. Le meilleur est à venir, et votre détermination est la clé pour ouvrir la porte à un avenir brillant et rempli de possibilités.

Avec tout mon soutien et ma foi en votre réussite,

Victor Soleil ☀

Méga bonus

La lecture

La lecture est une activité qui offre de nombreux bienfaits pour notre bien-être et notre santé, notamment en nous permettant de guérir en silence. Lorsque nous nous plongeons dans un livre, nous entrons dans un monde différent, loin du bruit et des distractions de la vie quotidienne.

C'est un moment privilégié où nous pouvons trouver la paix et la tranquillité intérieure.

La lecture nous offre également une évasion, une échappatoire de nos propres pensées et de nos préoccupations. Elle nous permet de nous perdre dans les histoires et les personnages, de vivre des aventures et de ressentir des émotions qui nous transportent loin de nos soucis quotidiens.

Cette évasion nous permet de nous détendre, de relâcher la pression et de nous libérer du stress accumulé.

En plus de nous offrir une évasion, la lecture est aussi un excellent moyen de développer notre imagination et notre créativité. En lisant, nous sommes exposés à de nouvelles idées, de nouvelles perspectives et de nouveaux mondes.

Cela nous encourage à penser de manière créative, à envisager des possibilités différentes et à nourrir notre esprit avec de nouvelles connaissances.

La lecture peut également être un moyen de guérir en silence. Lorsque nous lisons, nous pouvons trouver du réconfort et de la compréhension dans les mots des auteurs. Les livres peuvent aborder des sujets difficiles et nous permettre de nous connecter avec les expériences des personnages. **Cela peut nous aider à mieux comprendre nos propres émotions et à trouver des réponses à nos propres questions.**

Enfin, la lecture est une activité qui nous permet de nous connecter avec les autres.

En partageant nos lectures et en discutant des livres avec les autres, nous pouvons créer des liens et des conversations significatives. Cela nous permet de nous sentir moins seuls et de nous connecter avec les expériences et les idées des autres.

En conclusion, la lecture offre de nombreux bienfaits, notamment la possibilité de guérir en silence. C'est une activité qui nous permet de nous évader, de développer notre imagination, de guérir nos blessures intérieures et de nous connecter avec les autres. **Alors prenez un livre, plongez-vous dans ses pages et laissez-vous emporter dans un monde de possibilités infinies.**

**La lecture a de nombreux bienfaits
sur notre bien-être et notre santé.**

1. *Réduction du stress :*

Lorsque nous lisons, notre esprit est absorbé par l'histoire ou le contenu du livre, ce qui nous permet de nous détendre et de nous éloigner du stress quotidien. Cela peut réduire notre niveau de stress et favoriser un sentiment de calme et de relaxation.

2. Amélioration du sommeil :

 La lecture avant de dormir peut être une excellente routine pour favoriser un sommeil de qualité. En lisant un livre, nous nous éloignons des écrans et de la lumière bleue, ce qui peut perturber notre sommeil. La lecture peut également aider à apaiser notre esprit et à préparer notre corps à un repos réparateur.

3. Stimulation cognitive :

La lecture est un excellent exercice pour notre cerveau.
Elle stimule notre mémoire, notre capacité de
concentration et notre pensée critique. En lisant
régulièrement, nous pouvons améliorer nos compétences
linguistiques, notre vocabulaire et notre compréhension.

4. Développement de l'empathie :

La lecture de romans ou d'histoires nous permet de nous
mettre à la place des personnages et de vivre leurs
expériences. Cela favorise le développement de l'empathie
en nous permettant de mieux comprendre et de ressentir
les émotions des autres.

5. Augmentation de la créativité :

La lecture expose notre esprit à de nouvelles idées, de nouveaux mondes et de nouvelles perspectives. Cela nourrit notre imagination et notre créativité, en nous encourageant à penser de manière innovante et à explorer de nouvelles possibilités.

6. Renforcement de la résilience émotionnelle :

Certains livres abordent des sujets difficiles tels que la perte, la douleur ou les défis de la vie. En lisant sur ces sujets, nous pouvons développer une meilleure compréhension de nos propres émotions et renforcer notre capacité à faire face aux difficultés de la vie.

7. Amélioration de la concentration :

La lecture demande une attention soutenue et une concentration mentale. En pratiquant régulièrement la lecture, nous pouvons améliorer notre capacité à nous concentrer sur une tâche et à filtrer les distractions.

En conclusion, la lecture a de nombreux bienfaits pour notre bien-être et notre santé. Elle peut réduire le stress, améliorer le sommeil, stimuler notre cerveau, développer notre empathie, augmenter notre créativité, renforcer notre résilience émotionnelle et améliorer notre concentration.

Fin

Prendre le temps de faire les bons choix

Prendre le temps avant de faire un choix est une étape cruciale de notre vie. En effet, **nos choix définissent qui nous sommes et peuvent avoir un impact significatif sur notre avenir.**

Il est facile de se laisser emporter par la rapidité et l'urgence de notre quotidien, mais il est essentiel de résister à cette pression et de prendre le temps nécessaire pour prendre des décisions éclairées.

En prenant le temps de réfléchir avant de faire un choix, nous nous donnons la possibilité d'examiner toutes les options qui s'offrent à nous. Afin de prendre en compte toutes les informations pertinentes, d'analyser les conséquences potentielles de nos actions et de peser les avantages et les inconvénients.

En faisant cela, **nous sommes en mesure de prendre des décisions plus éclairées et de choisir la voie qui est réellement en accord avec nos valeurs et nos aspirations.**

Parfois, lorsque nous allons trop vite dans nos choix, nous risquons de nous diriger dans la mauvaise direction.

Nous pouvons nous retrouver pris dans un engrenage dont il est difficile de sortir, et nous réalisons trop tard que nous avons fait un mauvais choix.

C'est pourquoi il est si important de prendre le temps de réfléchir, de peser le pour et le contre, et de considérer toutes les options avant de prendre une décision.

En prenant le temps de faire des choix en conscience, nous nous donnons la possibilité de nous connecter à notre véritable essence et à nos désirs profonds.

 Nous évitons les regrets et les remords qui peuvent découler d'une décision prise à la hâte.

Nous pouvons ainsi vivre une vie plus alignée avec nos valeurs et nos aspirations, en étant pleinement responsables de nos choix.

En conclusion, prendre le temps avant de faire un choix est essentiel car **nous sommes nos choix.**

C'est en prenant le temps de réfléchir, de peser le pour et le contre, et de considérer toutes les options que **nous pouvons prendre des décisions éclairées et vivre une vie en accord avec nos valeurs.**

Alors, prenons le temps nécessaire, car nos choix ont le pouvoir de façonner notre destinée.

Dernier cadeau

La vie est une aventure passionnante, remplie d'opportunités et de possibilités infinies. L'un des aspects les plus importants de cette expérience est l'amour.

Cependant, il est essentiel de vivre et d'aimer avec conscience, car **vivre et aimer sans conscience n'est que ruine de l'âme.**

Lorsque nous vivons sans conscience, nous sommes comme des marionnettes, laissant les circonstances et les autres décider de notre destin. Nous nous perdons dans le tourbillon de la vie quotidienne, sans prendre le temps de réfléchir à nos choix et à leurs conséquences.

Nous nous laissons emporter par les émotions du moment, sans penser aux répercussions à long terme.

De même, aimer sans conscience est une recette pour le désastre. Lorsque nous aimons sans prendre en compte les besoins et les aspirations de l'autre personne, nous créons des relations déséquilibrées et toxiques.

Nous pouvons nous retrouver dans des relations où nous sommes utilisés, maltraités ou négligés, ce qui entraîne la destruction de notre estime de soi et de notre bonheur.

L'amour sans conscience est également un amour égoïste.

Nous cherchons à combler nos propres besoins et désirs, sans se soucier des sentiments et des besoins de notre partenaire. Cela crée une dynamique de pouvoir déséquilibrée, où l'un domine l'autre et où l'amour devient une source de souffrance plutôt que de joie et d'épanouissement.

En revanche, vivre et aimer avec conscience nous permet de prendre des décisions éclairées et réfléchies.

Dans ce sens, il est bon d'être attentif à nos propres besoins et émotions, tout en étant conscient de l'impact de nos actions sur les autres. Cela implique d'être présent dans l'instant présent, de faire preuve d'empathie et de compassion, et d'agir avec intégrité et respect.

Vivre et aimer avec conscience nous permet de cultiver des relations saines et épanouissantes. Autrement dit de choisir des partenaires qui partagent nos valeurs et nos aspirations, et qui nous soutiennent dans notre développement personnel.

L'idée est de communiquer ouvertement et honnêtement, de résoudre les conflits de manière constructive, et de continuer à grandir et à évoluer ensemble.

Lorsque nous vivons et aimons avec conscience, nous nourrissons notre âme et créons une vie remplie de sens et de bonheur.

Nous sommes en harmonie avec nous-mêmes et avec les autres, et nous construisons des relations solides et durables. Nous trouvons un équilibre entre nos propres besoins et ceux des autres, et nous sommes en mesure de vivre une vie authentique et épanouie.

En conclusion, vivre et aimer sans conscience n'est que ruine de l'âme. La conscience nous permet de faire des choix éclairés et de cultiver des relations saines et épanouissantes.

Alors, prenons le temps de nous connecter avec nous-mêmes, d'écouter notre cœur et d'agir en accord avec nos valeurs. En vivant et en aimant avec conscience, nous pouvons créer une vie remplie de bonheur, de sens et de connexion profonde.